AF332138

DE LA

RESTAURATION DES PAUPIÈRES

PAR LA

GREFFE CUTANÉE

PAR

MM. les Drs **ABADIE** et **VALUDE**

PARIS

G. STEINHEIL, LIBRAIRE-ÉDITEUR

2, RUE CASIMIR-DELAVIGNE, 2

—

1887

DE LA

RESTAURATION DES PAUPIÈRES

PAR LA

GREFFE CUTANÉE

—————

Les brûlures graves et étendues du visage, qui si souvent atteignent les enfants abandonnés trop complètement à eux-mêmes, peuvent entraîner à leur suite deux états cicatriciels différents, au point de vue de l'opération qu'il convient de leur opposer.

La situation la plus simple et la plus favorable est celle dans laquelle les paupières, transformées en tissu de cicatrice et retournées en ectropion, sont avoisinées par une étendue de peau saine, suffisante pour leur être substituée. En pareille circonstance, la blépharoplastie simple par glissement ou torsion des lambeaux amène la disparition de la difformité.

Le second cas, qui est celui que seul nous envisageons ici, est tel que la surface cutanée de la face entière, ou du moins des parties qui entourent l'œil, est transformée en tissu de cicatrice : immobile, rétractée, inextensible. Les paupières sont renversées, et ordinairement en état d'ectropion trè prononcé ; la peau du front, celle de la tempe et de la joue, est cicatricielle, dure, invasculaire, collée et adhérente aux parties dures profondes. Il est impossible de songer à disséquer et à mobiliser cette peau, de manière à pouvoir y tailler des lambeaux.

C'est pour ces circonstances, où la réparation des paupières en état d'ectropion ne peut avoir lieu aux dépens de parties cutanées voisines, que la méthode des greffes a été imaginée.

Valude   1

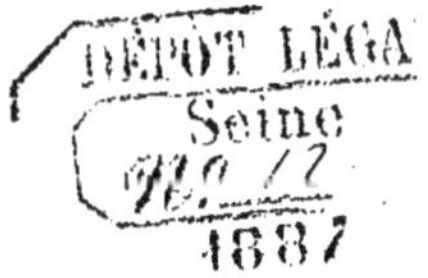

Cette méthode, dite de réparation à distance, comprend trois modalités :

1° La *Greffe épidermique* qui se propose de transplanter seulement la couche la plus superficielle de l'épiderme, et qui a eu pour défenseurs Fiddes et Marc Sée.

2° La *Greffe dermique* imaginée par Reverdin en 1869, et qui servit de point de départ à toutes les recherches actuelles sur les greffes animales. La greffe dermique comprend dans sa composition le réseau malpighien de l'épiderme et le corps papillaire du derme : elle a pour but de provoquer par sa présence l'éclosion d'un travail cicatriciel à la surface d'une plaie bourgeonnante, *que d'ailleurs elle ne couvre pas entièrement.*

3° La *Greffe cutanée.* Cette, greffe qu'on a nommée aussi *dermo-épidermique,* comprend toute l'épaisseur de la peau hormis le tissu graisseux sous-dermique ; elle fut imaginée par Ollier pour combler *en totalité* les pertes de substance produites par une opération.

C'est cette greffe cutanée que nous avons en vue ici, précisément dans cette application spéciale.

Voici, à l'appui de ce procédé de greffe cutanée, deux observations de restauration des paupiéres pratiquée consécutivement à des brûlures graves et étendues de la face.

OBSERVATION I.

Recueillie dans le service de M. le Dr de Saint-Germain par M. Didier,
interne des hôpitaux.

L... (Jeanne), âgée de 9 ans, entre, le 7 juillet 1886, à l'hôpital des Enfants-Malades, salle Sainte-Pauline, n° 14.

A l'âge de 2 ans, elle avait eu la figure complètement brûlée avec du bouillon.

État actuel. — Les téguments du cuir chevelu et de la face, surtout dans la moitié supérieure, sont le siège d'une vaste cicatrice adhérente aux parties osseuses profondes. Les cheveux sont tombés en grande partie surtout du côté droit. La surace cutanée est blanche, unie, lisse et mince, comme si elle était collée à la surface osseuse sous-jacente. Elle semble tiraillée par places et fait complètement corps avec les os.

Il existe un ectropion double de chaque côté.

Œil droit. — Le sourcil a disparu; il n'en existe aucune trace. Les cils de la paupière supérieure manquent également dans les deux tiers internes, et ceux qui restent à la partie externe ont diminué de nombre.

La paupière supérieure est retournée en état d'ectropion, accusé surtout en dehors, où il mesure un demi-centimètre environ.

A la paupière inférieure, la difformité est plus marquée, la doublure conjonctivale est rouge et ulcérée par places.

L'éversion palpébrale entraîne un épiphora continuel qui s'augmente encore du fait du rétrécissement du conduit lacrymal,

La cornée est dépolie dans son tiers inférieur et présente en ce point deux petites ulcérations; la vision est encore cependant assez bonne de ce côté.

Dans cet état, les paupières, ou mieux, ce qui en reste, forment un tissu cicatriciel immobile et impossible à mobiliser; à peine vers le tiers externe de la paupière supérieure peut-on faire exécuter au bourgeon cutané quelques mouvements de va-et-vient.

Œil gauche. — Les sourcils et les cils sont détruits, comme précédemment.

La paupière supérieure forme un ectropion très prononcé, plus prononcé que du côté droit, et est tout entière transformée en tissu de cicatrice : la muqueuse conjonctivale qui la double est tomenteuse, rouge, et ulcérée.

La paupière inférieure est tordue de manière à se renverser en dehors dans son tiers externe seulement; il en résulte une éversion moindre des points lacrymaux et un larmoiement plus atténué. Mais cet état de choses est remplacé par un catarrhe purulent du sac lacrymal; la pression digitale fait sourdre une goutte de muco-pus hors des points lacrymaux.

Les lésions cornéennes sont plus graves que sur l'œil droit.

Le centre est opacifié complètement et toute la surface de la cornée est garnie d'ulcérations. La vision est très diminuée, et si l'enfant peut encore distinguer la lumière, il est incapable de reconnaître les objets.

En somme, l'état de l'œil gauche est beaucoup plus sérieux que celui de l'œil droit.

Opération. — M. Abadie, à qui M. de Saint-Germain a bien voulu confier le rôle d'opérateur, décide de pratiquer à cette enfant une double greffe cutanée : d'abord à l'œil gauche, puis plus tard à l'œil droit.

A cet effet, l'enfant est baignée la veille de l'opération ; puis, au sortir du bain, le bras qui doit fournir la greffe est lavé au savon noir et emmailloté dans des compresses trempées dans une solution boriquée à 3 0/0.

Le 29 *juillet*, l'opération est pratiquée.

M. Abadie trace sur une feuille de papier le contour du lambeau destiné à reformer la paupière supérieure. Le tracé a la forme d'une ellipse ayant 4 centimètres et demi de grand axe et 3 centimètres de petit axe.

Une incision transversale, mais légèrement concave en bas, est tracée à quelques millimètres du bord de la paupière supérieure ; la libération de la lèvre supérieure amène l'écartement des deux bords de l'incision. Une fois la libération de la paupière supérieure suffisamment obtenue, M. Abadie pratique la tarsorrhaphie médiane des deux paupières, à l'aide de deux points de suture seulement.

C'est alors qu'il trace sur la région dorsale de l'avant-bras gauche un lambeau cutané, dont la forme et les dimensions reproduisent exactement l'ellipse découpée précédemment.

La dissection de ce lambeau est vite pratiquée, mais avec cette précaution indispensable de ne pas emporter en même temps le panniculE graisseux sous-cutané. Le lambeau elliptique ainsi détaché est immédiatement porté en place, et appliqué sur la perte de substance avivée de la paupière supérieure, qu'il recouvre, et à laquelle il s'adapte parfaitement.

Dix points de suture à la soie phéniquée maintiennent les bords en contact.

La plaie est recouverte d'une rondelle de lint antiseptique enduit de vaseline boriquée. Compression.

Le soir de l'opération et les journées suivantes se passent dans un calme entretenu par des prises de sirop de morphine. — Pas de douleurs dans l'œil. Température 38°,3 ; 37,°1 ; 37°,6.

Le 31 *juillet*, surlendemain de l'opération, le pansement est renouvelé pour la première fois.

La levée du pansement est faite avec précaution, pour ne pas déranger la coaptation du lambeau. Celui-ci offre sur toute son étendue une teinte bleuâtre. Les bords ne sont ni rouges, ni décollés ; la réaction locale est nulle ; il n'existe aucun gonflement de voisinage. Le pansement n'est pas souillé de pus.

1er *août*. Une petite gouttelette de pus est découverte dans l'angle interne de l'œil ; elle vient probablement du sac lacrymal.

2 *août*. Le lambeau est moins bleuâtre ; il est parfaitement adhérent, sauf en quelques points de son bord interne, qui son décollés.

Mais il n'existe aucune trace de tuméfaction inflammatoire. On remarque seulement un peu d'exfoliation épidermique aux environs du bord externe.

On enlève les deux fils qui formaient la tarsorrhaphie et trois points de la suture du lambeau : deux fils de la partie interne, et un de la partie supérieure.

Même pansement, additionné de poudre d'iodoforme.

3 *août*. Ce jour-là, cinquième jour après l'opération, on enlève le reste des points de suture. Le lambeau est parfaitement pris et n'offre par ses bords aucune tendance à la désunion. Même pansement.

L'enfant, qui était restée tranquille jusque-là, a crié, a remué toute la journée.

Le soir on constate que la partie interne du lambeau s'est quelque peu décollée. La surface granuleuse saignante a été mise à nu sur une étendue d'un demi-centimètre, et, à ce niveau, le lambeau s'est replié sur lui-même.

L'adhérence semble aussi moins parfaite sur le reste de la circonférence.

4 *août*. Le lambeau est encore revenu sur lui-même d'une quantité plus grande. Il offre en dedans un pli vertical et tend, à ce niveau, à se décoller complètement. Cependant, en dehors, et en haut, il tient très bien.

Le soir, le phénomène s'est encore accusé; la partie interne du lambeau est tout à fait mobile.

6 *août*. La portion interne du lambeau s'est éliminée dans une petite partie, mais le reste est parfaitement adhérent.

De ce jour, tout marche à souhait vers la cicatrisation et la guérison.

Le 8. Il n'y a déjà plus de sécrétion à la surface du pansement.

Le 12. La cicatrisation est presque complète sur toute la urface de la paupière.

Le 13. On commence à ne pratiquer le pansement que tous les deux jours.

Le 20. La cicatrisation est complète.

21 *septembre*. M. Abadie entreprend de la même manière la restauration de la paupière supérieure de l'œil droit.

Le manuel opératoire précédemment décrit est exactement observé, mais le dégraissage du lambeau est obtenu plus facilement que la première fois. En effet, M. Abadie avait, lors de la première opération, d'abord disséqué, puis dégraissé le lambeau, ce qui était assez long; à la seconde, il dégraissa tout en disséquant, ce qui réduisit à un temps l'opération d'enlèvement du lambeau et rendit cet acte opératoire à la fois plus simple et moins long.

Pansement à la vaseline boriquée. Le troisième jour après l'opération on enlève quelques fils, les autres sont enlevés le septième jour.

Le lambeau a pris dans toute son étendue et il n'y a eu de sphacèle en aucun point; seul l'épiderme s'est exfolié.

Actuellement, la cicatrisation est pour ainsi dire complète.

OBSERVATION II.

Recueillie à la clinique de M. Abadie, par M. Darier, chef de clinique.

G... (Charles), 16 ans 1/2, demeurant avenue de Clichy, 107.

Vers l'âge d'un an, alors qu'il était en nourrice dans une ferme de Picardie, il est tombé de sa chaise sur un poêle très chaud. Il s'est brûlé les deux paupières, supérieure et inférieure droites, la supérieure presque complètement; la brûlure s'étendait à la partie latérale droite et au dos du nez. L'œil n'avait pas été atteint.

Une fois la cicatrisation achevée, la paupière supérieure apparut complètement rétractée et montrant sa face muqueuse. La paupière inférieure était seulement renversée légèrement en dehors. Elle présentait un léger degré d'ectropion, plus accentué à la partie interne près du grand angle de l'œil. La cicatrisation avait été longue (7 ou 8 mois), l'œil restait à découvert, exposé à de fréquentes inflammations qui disparaissaient par les lavages à l'eau fraîche. Larmoiement continuel et très gênant.

A partir de l'âge de 5 à 6 ans, les accidents inflammatoires deviennent plus rares.

Au mois de mars 1884, opération faite par M. Schwartz. — Restauration bornée à la paupière supérieure. Après chloroformisation, on taille sur la tempe un lambeau triangulaire, à sommet dirigé en haut et en dedans. On le rabat ensuite et on l'applique au-dessous de l'arcade sourcillière, puis on le fixe à l'aide de fils de soie. Pas de suture au niveau du lambeau enlevé à la tempe. Tarsorraphie. Pansement phéniqué. Au bout de quelques jours, la réunion était complète partout. Le malade sort le quinzième jour après l'opération. A ce moment la plaie de la tempe était bourgeonnante. On la cautérisait au nitrate d'argent et on la recouvrait de bandelettes de diachylon. Ce n'est guère qu'un mois et demi après, que la cicatrisation fut complète. Le malade se sentait amélioré. Cependant le larmoiement persistait à cause de l'ectropion de la paupière inférieure.

Il vint alors à la clinique du Dr Abadie se faire passer des sondes dans les conduits lacrymaux pendant quinze jours. A ce moment, M. Abadie lui propose de restaurer la paupière inférieure et de compléter la supérieure. Mais le malade ne revint pas.

Au mois de juin 1886, à la suite d'introduction de poussières dans l'œil, survint une conjonctivite violente à droite, et des lésions superficielles de la cornée apparurent qui troublèrent considérablement la vue. Larmoiement, photophobie. Le malade revient effrayé, croyant sa vue perdue. M. Abadie lui propose la restauration de ses paupières, comme unique moyen d'arrêter l'extension des accidents.

Opération le 26 juin 1886. — A ce moment, voici quel était son état :

La paupière supérieure, malgré le lambeau ajouté, est trop petite pour recouvrir le globe oculaire. Elle est plus épaisse que normalement et on aperçoit les contours du lambeau. Quand le malade fait des efforts pour fermer l'œil, la muqueuse palpébrale s'abaisse et vient à chaque clignement faire hernie sous forme d'un bourrelet rougeâtre, qui constitue une sorte de paupière muqueuse, n'arrivant pas tout à fait à l'œil. La paupière inférieure est légèrement ectropionnée, surtout en dedans.

M. Abadie se propose de faire deux choses :

1° Compléter par un nouveau lambeau la paupière supérieure ; 2° relever la paupière inférieure.

Pour la paupière supérieure, malgré la présence de l'ancienne cicatrice, il peut prendre un lambeau fronto-temporal suffisant. Mais pour la paupière inférieure, il ne pouvait guère songer à l'autoplastie par glissement, à cause des cicatrices qui eussent été par trop disgracieuses. C'est alors qu'il eut l'idée de prendre un lambeau à la face externe de l'avant-bras. Au début, il comptait le laisser adhérent par un pédicule, pour assurer sa vitalité pendant quelques jours, et le détacher ensuite. Mais devant la difficulté de maintenir le bras rapproché de la tête, il y renonce et se décide pour la transplantation pure et simple.

— Dans un premier temps, libération de la paupière supérieure, avivement du bord ciliaire et suture (tarsorraphie). Dans un deuxième temps, taille, au-dessus du sourcil, d'un lambeau triangulaire, qui est rabattu en bas en le faisant tourner sur son pédicule. On suture les deux bords de la plaie créée par l'ablation du lambeau et on passe à la paupière inférieure, après avoir eu soin de comprimer méthodiquement avec une éponge, le lambeau et la paupière supérieure, pour prévenir l'épanchement de sang sous le lambeau qui eut été soulevé.

Même marche que précédemment. Libération de la paupière; et pour combler le vide, M. Abadie taille à la face externe de l'avant-bras un lambeau ovalaire de 4 centimètres de long environ sur 2 de large. Il a soin de bien dégraisser la face profonde, et d'éviter toute perforation, tout en opérant, le plus rapidement possible. Immédiatement après, le bandeau enlevé est rattaché par six points de suture aux bords de la plaie de la paupière inférieure. Il ne reste plus qu'à faire le pansement. Compresses de lint boraté, enduites de vaseline boriquée; ouate hydrophile et légère compression avec bande de coton, pour prévenir l'épanchement du sang sous les lambeaux.

— Le lendemain pas de réaction inflammatoire; on se borne à renouveler le pansement. Le lambeau rapporté a bon aspect. Cependant les jours suivants, à la partie interne, il présente un léger degré d'exfoliation épidermique.

Au bout de huit jours la réunion est parfaite, aussi bien à la paupière supérieure qu'à l'inférieure. Le lambeau rapporté est complètement soudé. Quand on le touche avec la tête d'une épingle, il est sensible. Seulement il s'est rétracté beaucoup; néanmoins, il est largement suffisant.

Vers le quinzième jour, on enlève les fils qui unissent les paupières, en commençant d'abord par la partie interne de la fente palpébrale. On peut déjà se rendre compte de l'amélioration des lésions cornéennes.

Les jours suivants, on augmente l'ouverture de la fente palpébrale, sans toutefois la fendre dans toute son étendue.

Un mois après, le larmoiement a totalement disparu. Les lésions de la cornée, qui menaçaient la vision, sont réparées. Plus de photophobie, ni de douleurs. Le malade peut fermer complètement ses paupières.

Au point de vue plastique, le résultat, surtout à la paupière inférieure, est très satisfaisant.

Telles sont nos deux observations. Elles enregistrent, on le voit, un double succès pour la méthode des greffes cutanées à distance.

Quelles sont donc les indications spéciales de ces greffes, et les conditions les plus favorables à leur application et leur réussite?

Avant d'aborder la solution de la question, nous intercalons une observation toute récente qui vient encore à l'appui de la thèse que nous défendons, à savoir que la méthode des greffes cutanées est, chez l'enfant et les jeunes gens, la méthode la mieux appropriée à la restauration des paupières en état d'ectropion.

M. G... 22 ans, à l'âge de 6 à 8 ans, reçut sur le bord inférieur de l'orbite un éclat de bois qui produisit une blessure avec plaie contuse large de 2 centimètres environ ; tout le pourtour de l'œil resta tuméfié par un épanchement sanguin sous-cutané. La plaie mit tout un hiver à se cicatriser et laissa à sa suite une cicatrice irrégulière, chéloïde, qui amena un renversement très notable de la paupière inférieure. C'est pour cet ectropion cicatriciel que le malade vient à la clinique du Dr Abadie en septembre 1886.

La conjonctive palpébrale inférieure forme un bourrelet rouge baignant dans les larmes par sa face interne et recouvert de mucosités desséchées sur le bord externe. Les cils sont renversés en bas. Le malade ne peut pas fermer complètement l'œil ; aussi la conjonctive bulbaire rougit-elle promptement sous l'influence de la moindre irritation. Larmoiement de temps à autre toutes les fois que l'œil est exposé à l'air froid.

Opération : mardi 19 octobre. — Ch. oroformisation. M. Abadie fait une incision libératrice longue de 4 centimètres, longeant le bord palpébral à 6 millimètres en dessous des cils et à la limite inférieure de la cicatrice chéloïde. En libérant largement cette incision pour que la blépharorraphie puisse se faire sans trop de traction, on obtient une plaie longue de 35 millimètres et large de 12. Pour raccourcir cette surface dénuée de peau, M. Abadie enlève à la partie interne de l'avant-bras gauche un lambeau cutané de 50 millimètres de long sur 20 de large. Ce lambeau, bien débarrassé de tout le tissu adipeux et graisseux sous-jacent, est immédiatement appliqué sur la surface cruentée et fixé au moyen de huit fils de suture. La largeur du lambeau étant un peu trop grande malgré la rétraction considérable qu'il avait subie, M. Abadie en resèque une bande de 2 millimètres environ à la partie inférieure.

Un lavage antiseptique précède l'application du pansement, composé d'une rondelle de lin boraté enduite de vaseline boriquée, d'ouate phéniquée et d'une bande de flanelle.

Au bout de quarante-huit heures, le pansement est enlevé avec beaucoup de précaution ; le lambeau greffé est très pâle, blanc de cire; mais il paraît adhérent par sa face postérieure et sur tout son pourtour. Pas trace de suppuration.

Le 21. Même aspect.

Le 22. Le lambeau est moins pâle ; il prend une couleur plus rosée, plus vivante, qui s'accentue de plus en plus les jours suivants.

Le 24. On enlève trois fils qui font trou dans la peau.

Le 26. Tous les fils sont enlevés et le lambeau tient très bien. Toujours les mêmes pansements à la vaseline boriquée.

Le 28. Sur les bords du lambeau l'épiderme s'exfolie et laisse à nu le corps papillaire.

Le 31. Tout l'épiderme s'est exfolié; [mais le derme, parfaitement adhérent, commence à prendre la teinte de la peau voisine et à se rétracter.

9 novembre. La rétraction a augmenté, mais néanmoins la paupière inférieure est parfaitement maintenue en place et l'ectropion complètement corrigé. Tout pansement est enlevé et on commence à libérer progressivement les deux paupières suturées dans la moitié externe (blépharorrhaphie). Le résultat est aussi satisfaisant que possible.

L'histoire de la restauration d'une portion du territoire dermique par la méthode des greffes, est déjà ancienne, et dès
1823 le compendium de Pitha et Billroth contenait un fait de
cette nature (1).

Puis, la méthode fut réglementée scientifiquement par les
expériences cliniques de Le Fort, Reverdin et Ollier en France,
par celles de Jacenko et de Thiersch, pour ne nommer que
les principaux. D'après ces derniers, le lambeau cutanée, transplanté à distance, subit les métamorphoses suivantes :

1° La réunion se produit sans l'intervention d'aucune substance unissante amorphe ; il ne se produit sous le lambeau
aucune trace de fibrine.

2° Lorsque la cicatrisation est obtenue, il existe une communication entre les vaisseaux du lambeau et ceux du territoire soumis à la transplantation ; cette communication a lieu
par l'intermédiaire d'espaces intercellulaires qui laissent à
la fois passer la circulation de l'aller et du retour. Pour
Thiersch en particulier, ce mode de communication ne serait
pas le seul ; et il admet comme certain la possibilité d'une
anastomose directe par inosculation des deux régions vascu-
laires. Ce qui le lui prouve, c'est qu'il a pu réussir une injec-
tion dans les capillaires du lambeau dès la dix-huitième heure
après l'opération.

3° Quoi qu'il en soit, les espaces qui font communiquer les
vaisseaux du lambeau à ceux de la portion de tissu soumise à
la transplantation ne demeurent pas longtemps en cet état;
au bout de trois ou quatre semaines, on reconnait déjà l'exis-
tence de vaisseaux véritables qui, partis de l'état embryonnaire,
ont parcouru toutes les phases ordinaires de l'organisation.

4° Régulièrement jusqu'ici le lambeau ne se soude pas inté-
gralement au point où on l'a transplanté. Il prend (suivant
l'expression commune) par la profondeur, mais les couches
superficielles s'exfolient.

---

(1) Il s'agissait d'un nez coupé, recollé immédiatement. (*Pitha et Billroth,
Capitel Krankheiten des Gesichtes.* Von Weber. 143.)

Nous avons reconnu cette particularité dans nos deux observations ; elle semble ne pas faire défaut dans la cicatrisation des lambeaux étendus de greffe cutanée.

5° Les nerfs se regénèrent assez mal dans le lambeau de peau transplanté.

Tels sont les phénomènes qui accompagnent la greffe cutanée en général ; nous ne voyons dans leur énoncé rien qui s'oppose à son application aux paupières.

C'est pourquoi nous ne serons pas étonnés de voir la greffe cutanée employée, dès les premiers essais de la méthode, à la restauration des paupières. L'indication en était plus nette que pour toute autre région du corps.

Le Fort (1) fut le premier qui restaura une perte de substance palpébrale à l'aide d'un lambeau cutané pris à distance et séparé de son pédicule ; l'opération date de 1869. Puis, Sichel et Ollier pratiquèrent cette transplantation, et leurs observations sont consignées dans la thèse de Martin (page 12). Enfin, à la même époque, un autre chirurgien des hôpitaux, Laugier, restaura une paupière à l'aide d'un lambeau enlevé dans la peau du dos. (Cette indication résulte d'une communication orale de M. le Pr. Panas.)

Cette méthode des greffes cutanées fut donc toute française dans ses débuts, et ce n'est que plus tard que vint le mémoire de Wolfe et celui de Stellwag, qui date de 1873.

Ces différentes observations et ces mémoires sont plutôt des recueils de faits, et on n'y trouve guère ce qu'on y cherche, c'est-à-dire le résumé des indications qui doivent guider le chirurgien dans le choix de la méthode de restauration.

Abadie, dans une note publiée en 1882 (2), vante l'emploi des applications chaudes destinées à maintenir le lambeau à une température élevée. Il lave le lambeau, pendant le temps où il le dissèque, avec une solution d'acide borique à 48°, puis

---

(1) Nous ne parlons ici que de la greffe cutanée et nous laisserons de côté à dessein, la greffe en mosaïque de de Wecker qui se rapproche du procédé de Reverdin.

(2) De l'autoplastie des paupières. — Abadie, *Union médicale*, 1882, p. 87.

il couvre le pansement d'une vessie contenant de l'eau à 48°
ou 50°. Disons dès à présent que ce moyen adjuvant de
coaptation peut avoir ses indications, chez des individus âgés
ou débilités, chez ceux, en un mot, dont le système vascu-
laire offre une faible vitalité. Pour les enfants, qui nous occu-
pent en ce moment, l'emploi de la chaleur est inutile.

Nous rappellerons en les résumant brièvement, les divers
temps de l'opération dont on a déjà lu la description :

1° Avivement du sol palpébral par incision ou excision du
tissu cicatriciel ou pathologique. L'avivement sera complet et
suffisant quand la paupière sera bien mobile et aura recouvré
sa forme.

2° Tarsorrhaphie médiane. La suture des paupières, qui est
toujours nécessaire, se fera utilement au milieu du bord palpébral seulement; de la sorte, l'œil peut voir latéralement et
l'écoulement des sécrétions conjonctivales est mieux assuré.

3° Enlèvement du lambeau cutané suivant la forme de l'avivement prise sur un patron découpé dans du papier. Il con-
viendra pour faire la part de la rétraction, de prendre un
lambeau d'une étendue un peu supérieure à celle de la partie
avivée. On fera bien de dégraisser le lambeau *tout en le disséquant*, ce temps de l'opération est ainsi rendu plus facile
et plus court. Le lambeau cutané sera pris soit au dos, soit
mieux à la partie externe et postérieure de l'avant-bras.

4° Le lambeau dûment dégraissé est vivement transporté
sur le sol avivé, qu'il doit couvrir avec précision. On l'y fixe
par quelques points de suture à la soie phéniquée — placés
dans les principaux angles, pour s'opposer au recoqueville-
ment et à la rétraction cutanée.

Les auteurs ont beaucoup divergé sur le mode de fixation
du lambeau.

Wolfe se contente de le maintenir en place par le seul pansement compressif; d'autres placent un grand nombre de
sutures, de manière à ce qu'elles soient très rapprochées.

Nous pensons, quant à nous, qu'il convient de le fixer seulement par quelques fils de sutures aux angles et aux points

principaux. L'absence de suture expose au décollement ; l'excès en nombre des fils peut amener la formation de petits foyers de suppuration, susceptibles d'entraîner à leur suite un décollement partiel.

Par-dessus le lambeau ainsi fixé, un pansement compressif sera rigoureusement appliqué et maintenu pendant toute la durée de la réunion des tissus.

5° Avant tout, l'opération doit être expressément aseptique.

Le lambeau sera antiseptisé soigneusement, les fils seront l'objet d'une surveillance des plus minutieuses.

C'est grâce à ces précautions que l'on pourra enregistrer des succès semblables à ceux que nous avons rapportés.

Ainsi comprise, la greffe cutanée à distance convient parfaitement aux ectropions cicatriciels, et pour combler la perte de substance qui résulte de l'ablation d'un néoplasme palpébral.

Elle est, sans nul doute, applicable à l'homme adulte et au vieillard, mais c'est surtout dans l'enfance qu'elle réussira à souhait.

Ce court travail est principalement destiné à montrer combien, chez les jeunes sujets, cette opération présente de bénignité et de simplicité, combien la réunion des tissus y est facile et complète.

On redoute avec raison, dans les autoplasties par torsion, de créer au voisinage de l'œil restauré, une ligne cicatricielle qui marque la place du lambeau emprunté à la tempe ou à la joue ; la réussite presque assurée de la méthode des greffes à distance dans le jeune âge, permet d'éviter cet inconvénient, qui, pour être tout d'esthétique, n'en est pas moins sérieux.

Dans une autoplastie par torsion, lorsque la réunion a failli, quand le lambeau s'est mortifié, la situation est fâcheuse : la difformité s'est reproduite et à côté il en existe une seconde créée par la taille du lambeau. On est donc moins avancé qu'avant l'opération, et souvent on ne peut plus emprunter de lambeau aux parties voisines.

Après une opération de greffe cutanée qui aurait manqué, la situation reste identique à ce qu'elle était auparavant ; elle n'est pas meilleure, mais elle n'est pas pire. La chose est simplement à refaire et il n'y a rien de perdu comme dans l'exemple précédent. L'avantage est donc considérable.

Pour toutes ces raisons que nous résumons en ces mots : *simplicité* et *sécurité*, nous concluons formellement en faveur de la méthode des greffes cutanées pour la restauration des paupières au moins chez l'enfant ; à cet âge et dans ce cas, c'est véritablement l'opération *de choix*.

Pari — Typ. A. PARENT, A. DAVY, successeur, 52, rue Madame et rue Corneille, 3.

Paris. — Typ. A. PARENT, A. DAVY, succr, imp. de la Fac. de Méd. 52, rue Madame.